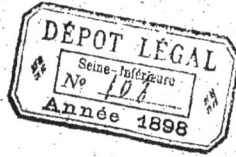

DEUXIÈME CONGRÈS NATIONAL D'ASSISTANCE

# DE L'ISOLEMENT DES TUBERCULEUX

## DANS LES ÉTABLISSEMENTS HOSPITALIERS

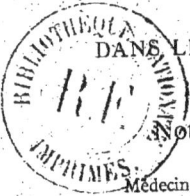

Note présentée par le Dr LEREFAIT

Médecin, chef de service à l'Hospice-Général de Rouen.

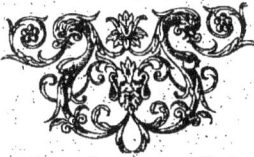

ROUEN

IMPRIMERIE CAGNIARD (LÉON GY, SUCCESSEUR)

—

1898

━━ ➳ ━━

# DE L'ISOLEMENT DES TUBERCULEUX

## DANS LES ÉTABLISSEMENTS HOSPITALIERS

Note présentée par le D$^r$ LEREFAIT

Médecin, chef de service à l'Hospice-Général de Rouen.

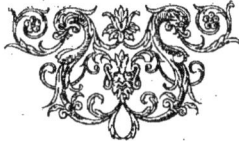

ROUEN

IMPRIMERIE CAGNIARD (LÉON GY, SUCCESSEUR)

—

1898

# DE L'ISOLEMENT DES TUBERCULEUX

DANS LES ÉTABLISSEMENTS HOSPITALIERS

Note présentée par le docteur LEREFAIT, médecin, chef de service
à l'Hospice-Général de Rouen.

L'isolement des malades atteints de tuberculose est préconisé actuellement par un certain nombre de médecins qui voient un danger de contagion pour les autres malades dans la promiscuité des tuberculeux.

Si la contamination pouvait être évitée par ce moyen, il y aurait évidemment utilité incontestable à opérer cet isolement, malgré les dépenses considérables nécessaires pour le réaliser ; mais je suis profondément convaincu qu'une mesure de ce genre serait absolument illusoire et ne donnerait pas le résultat espéré. Il vaudrait mieux, à mon humble avis, employer les mêmes sommes à améliorer l'hygiène générale des hôpitaux où les malades sont trop à l'étroit dans des salles trop encombrées.

La tuberculose est une maladie qui atteint non seulement l'homme, mais aussi toutes les espèces de mammifères, et probablement aussi toutes les espèces d'oiseaux, c'est-à-dire, en somme, tous les animaux à sang chaud ; les différences constatées aux points de vue morphologique et physiologique entre les tuberculoses aviaire et mammiférienne, ne présentent pas de caractères suffisamment tranchés pour qu'on puisse établir entre elles une distinction spécifique certaine. La forme bactérienne, actuellement désignée sous le nom de bacille de Koch, n'est probablement, au point de vue botanique, qu'une forme dissociée et transitoire d'un champignon présentant une structure plus complexe à l'état de végétation normale, et dont la forme et l'habitat à l'état adulte ne sont pas actuellement connus ; les formes géantes et ramifiées obtenues dans certaines cultures, et le développement du bacille sur des végétaux, pommes de terre et radis, viennent appuyer la véracité de cette hypothèse.

L'agent infectieux se trouve donc abondamment disséminé dans un

milieu animal très étendu, et probablement aussi dans un milieu
végétal que l'on ignore. Son aire de distribution géographique com-
prend toute la surface du globe : on rencontre des tuberculeux sous
toutes les latitudes, à toutes les altitudes, dans tous les climats, dans
les campagnes aussi bien que dans les villes les plus populeuses ; par-
tout la maladie frappe les individus, dont la résistance est diminuée
par une tare héréditaire ou acquise, passagère ou permanente, ceux
qui vivent dans des conditions hygiéniques défectueuses, dans des
milieux auxquels ils sont mal acclimatés ; elle joue un rôle considé-
rable dans l'évolution des races, en supprimant celles qui sont usées
ou dégénérées, celles qui n'ont point les aptitudes nécessaires pour
s'adapter aux nouvelles conditions d'existence imposées par la civili-
sation.

Dans ces conditions d'universalité, il semble que la contamination
tuberculeuse doive être extrêmement fréquente et pour ainsi dire inévitable : c'est ce que les recherches ont démontré d'une façon évidente.
Les statistiques indiquent qu'un sixième environ de l'humanité
meurt par tuberculose ; mais ce chiffre est loin de donner le nombre
des humains présentant des lésions tuberculeuses. Depuis Laennec et
Cruveilhier, tous les auteurs qui ont pratiqué de nombreuses autopsies ont signalé la fréquence très grande des lésions tuberculeuses
trouvées chez des individus ayant succombé à une maladie autre que
la phtisie ; les chiffres varient d'ailleurs dans des proportions très
étendues, de 40 à 95 o/o. — Bollinger a même soutenu que nous
étions tous tuberculeux ; l'opinion est peut-être exagérée dans son
expression, mais il a raison quand il dit que le danger inhérent à
l'infection est bien moindre que le danger inhérent à la prédisposition.
Evidemment nous ne sommes pas tous tuberculeux, mais nous
sommes tous contaminés, et nous pouvons devenir tuberculeux sous
une influence mauvaise quelconque. Strauss (1894) a constaté la pré-
sence de bacilles de Koch virulents dans les fosses nasales de per-
sonnes bien portantes qui n'avaient pas toutes fréquenté les hôpitaux,
Dieulafoy (1895), en a trouvé sur les amygdales d'individus sains ; on
en a signalé également dans les dents cariées, et sur différentes parties
du corps. Jaccoud (1896), cite les expériences de divers auteurs qui
ont constaté que les ganglions bronchiques d'individus ne présentant
cependant à l'autopsie aucune trace apparente de tubercules, déter-
minaient une tuberculose typique chez le cobaye quand on les intro-
duisait dans le péritoine de cet animal.

J'ai moi-même recherché avec soin les traces des lésions tuberculeuses chez les vieillards décédés dans mon service, à l'Hospice-Général de Rouen. J'ai fait, dans ce but, plus de 250 autopsies, dont les 60 premières ont été publiées dans la thèse du docteur Aupinel (*Considérations sur le processus curatif de la tuberculose pulmonaire*, Paris, 1895). Or, j'affirme que dans toutes mes autopsies, sans aucune exception, j'ai relevé, d'une façon absolument certaine, les stigmates d'une tuberculose pulmonaire guérie, ou encore en voie d'évolution.

Donc tous ces vieillards, dont quelques-uns avaient atteint la limite de la longévité humaine, avaient été tuberculeux à un moment donné de leur existence; chez tous la contamination inévitable s'était transformée à une certaine époque en infection, produisant des lésions variables en étendue, en forme, en durée, suivant les conditions morales, physiques et pathologiques dans lesquelles ces malades avaient passé leur vie.

Dans un autre milieu social, si de pareilles recherches pouvaient y être pratiquées, le nombre de porteurs de stigmates de tuberculose ne serait peut-être pas aussi absolument égal au nombre de sujets examinés; on trouverait probablement quelque exception, mais certainement, dans l'ensemble de la population, dans notre pays au moins le nombre des tuberculeux passés, actuels ou futurs, qu'ils soient atteints de lésions passagères ou chroniques, est certainement très grand, supérieur à celui des individus véritablement sains. Bien des manifestations pathologiques, considérées comme de cause vulgaire, ne sont certainement que les indices d'une poussée tuberculeuse.

Voilà les raisons pour lesquelles je regarde l'isolement des tuberculeux comme inutile; cet isolement ne comprendra que quelques sujets plus gravement atteints, mais ne servira jamais à protéger les autres malades, déjà contaminés, contre l'infection.

Nous avons comme exemple les résultats négatifs obtenus dans les armées par les mesures dirigées contre la contagion de la tuberculose. Au lieu de conserver les phtisiques, on renvoie dans ses foyers le soldat soupçonné de tuberculose pour éviter qu'il ne contagionne ses camarades; des précautions hygiéniques ont été prises dans les casernes. Par ces moyens, on a évidemment diminué la mortalité dans les armées, mais la morbidité par cette maladie n'en a pas été influencée, puisqu'elle est restée stationnaire, et semble même avoir augmenté (Kelsh).

Un autre exemple de l'inutilité de l'isolement nous est donné par l'étude de la tuberculose dans les prisons. Cette maladie y est toujours très répandue, mais, contre toute attente, elle est plus fréquente encore dans les prisons où est appliqué le régime cellulaire. Les chiffres rassemblés par Baer mettent ce fait en évidence.

D'autre part, il est incontestable que des malades atteints de lésions tuberculeuses guérissent dans les salles d'hôpital. Tous les cliniciens ont observé ce fait. Pendant une période de dix-huit mois, il est entré dans mes salles de l'Hospice-Général, 41 individus pour lésions aiguës de tuberculose pulmonaire ; sur ce nombre 28 ont pu en sortir suffisamment améliorés, sinon complètement guéris. — Pour les ouvriers des grandes villes habitués à vivre dans un milieu confiné, qui deviennent tuberculeux par suite de privations, de fatigues et d'hygiène défectueuse, le séjour à l'hôpital constitue un bien-être relatif, dont les effets favorables ne tardent pas à se faire sentir, et un certain nombre de malades guérissent effectivement leur tuberculose dans ce milieu.

Il est évident que ce milieu peut et doit être amélioré dans le but de rendre ces guérisons plus nombreuses et plus stables ; mais il n'entre point dans notre sujet de développer cette question, et nous clorons ce trop long exposé par les deux conclusions suivantes :

I. — L'isolement des tuberculeux n'est point une garantie contre l'infection des autres malades.

II. — Le séjour dans les salles d'hôpital n'est pas toujours un obstacle à la guérison de la tuberculose.

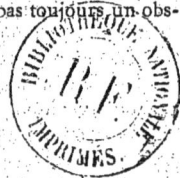

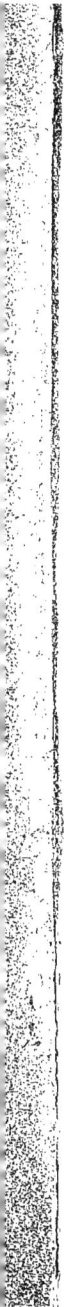

www.ingramcontent.com/pod-product-compliance
Lightning Source LLC
Chambersburg PA
CBHW050446210326
41520CB00019B/6094